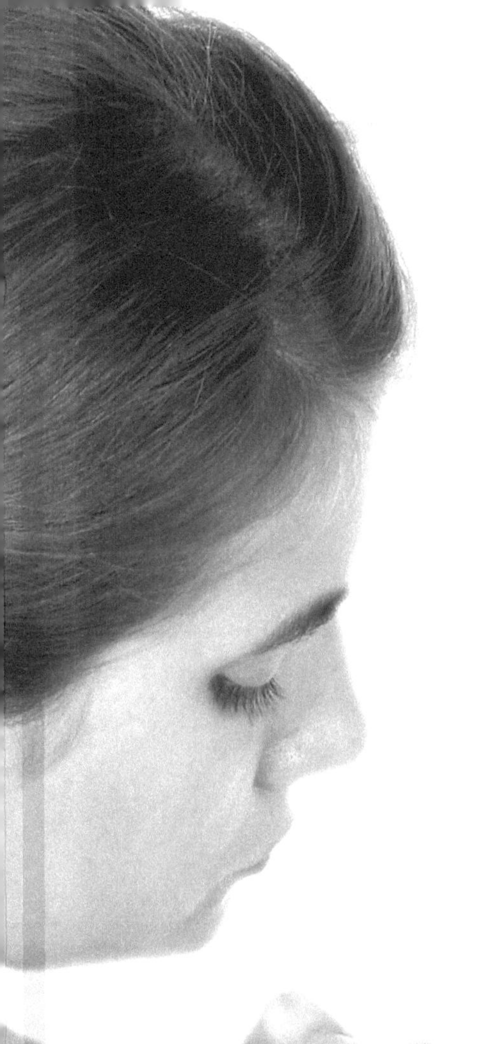

Es hora de cuidarte la piel

Por Verónica Lanz

Verónica Lanz
Es hora de cuidarte la piel. - 1a ed. - Buenos Aires: Dos Tintas, 2008.

1. Cuidado de la Piel. I. Título
CDD 646.7

Este libro es informativo. Consulte siempre a su médico de confianza.

ÍNDICE

Introducción   **5**

CAPÍTULO 1
La piel   **7**

CAPÍTULO 2
Los tipos de piel   **21**

CAPÍTULO 3
Amenazas y enfermedades de la piel   **33**

CAPÍTULO 4
Cuidados y tratamientos   **51**

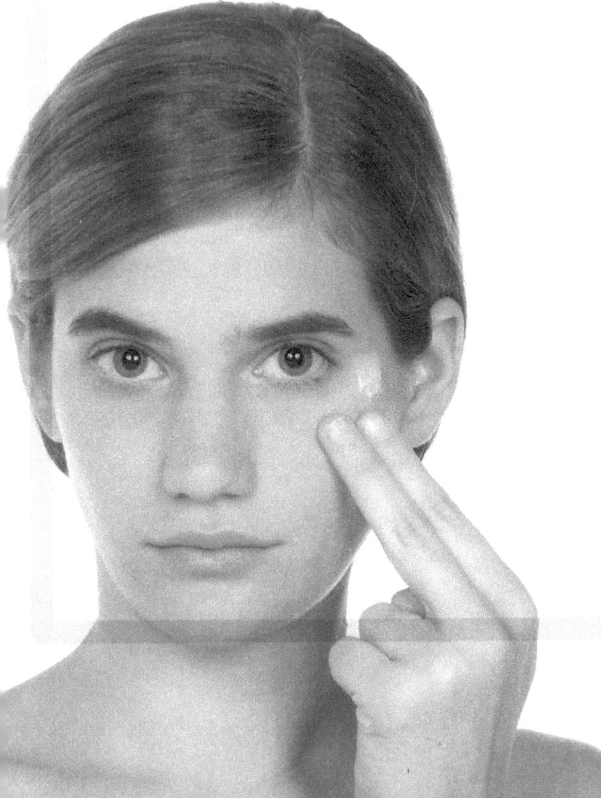

INTRODUCCIÓN

La mujer actual se ve abrumada por las obligaciones: el hogar, el trabajo, los hijos, la pareja, las compras… Cada una de nosotras tendrá sus responsabilidades y seguramente el tiempo no nos alcanza para todo. Es demasiado…

Todos esos compromisos le restan tiempo al cuidado personal. La mujer suele restarle espacio a su propio control para cumplir con sus compromisos. Y en ese error, la piel es una de las primeras en sufrir el descuido. Se opaca, se seca, pierde elasticidad, aparecen arrugas…

Conformada por varias capas, la piel es el mayor órgano del cuerpo que nos recurre y nos da protección. En la mujer, además, la piel es la carta de presentación de un cuerpo al que los mandatos sociales le imponen mostrarse joven, cuidado y bello. Claro que eso solo no debe ser lo importante: además de verse saludable, la piel puede sufrir diversas enfermedades y trastornos por falta de atención, por estar expuesta a agentes contaminantes, por prolongadas exposiciones al sol, etcétera.

En estas páginas ahondaremos en la composición de las capas cutáneas, los tipos de piel y sus respectivos cuidados especiales; las distintas enfermedades y alteraciones de ella y la manera correcta de prevenirnos. También mencionaremos algunos productos cosméticos de elaboración artesanal que pueden ayudarnos.

Llegó la hora de cuidarte la piel…

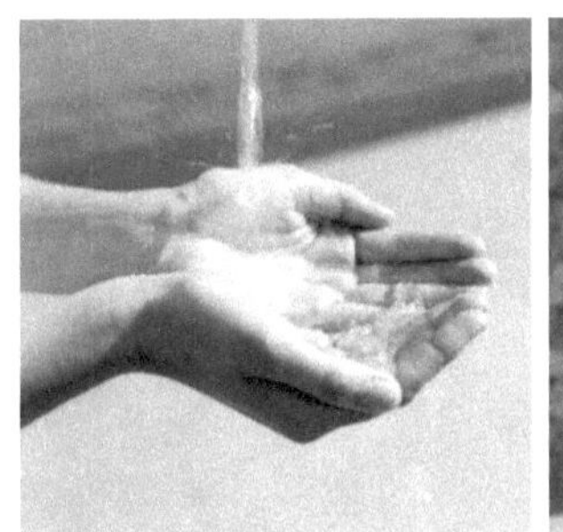 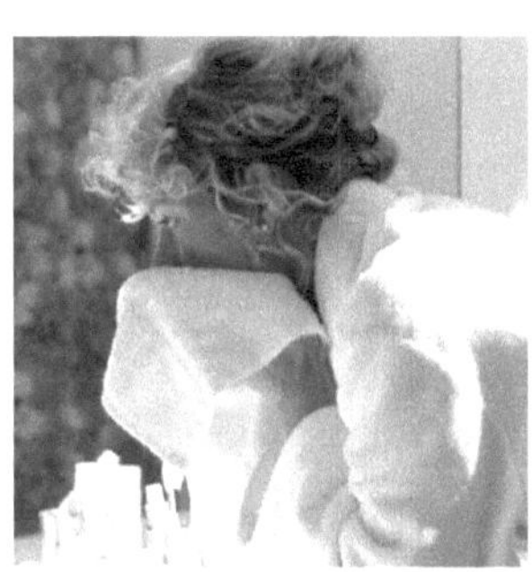

La piel

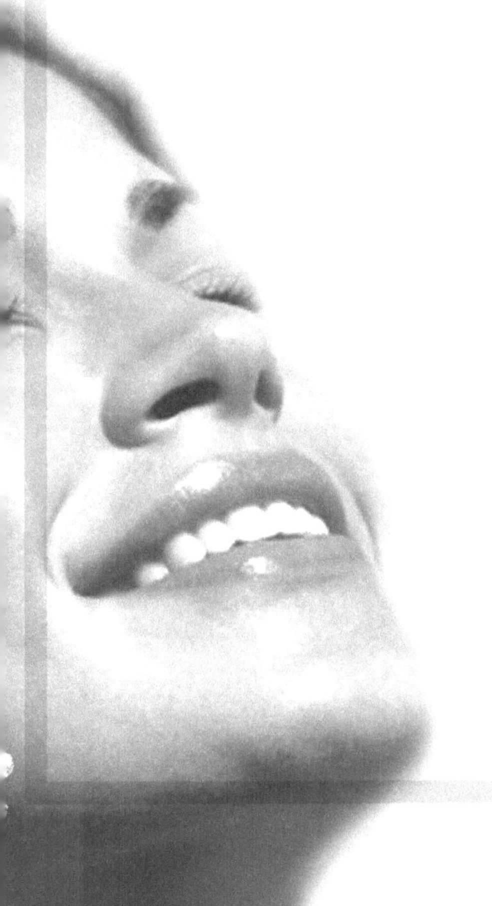

LA PIEL

Características básicas

La piel es uno de los órganos del cuerpo humano y es el de mayor tamaño.

En promedio, para el cuerpo de un adulto, su peso es de 5 kilos y su superficie ocupa alrededor de 2 metros cuadrados. Tiene un espesor variable que va desde los 0,5 milímetros hasta los 4 milímetros. Su menor espesor se da en la zona de los párpados y su mayor espesor en el área del talón.

La piel cumple una función de protección del organismo. Recubre y contiene al sistema muscular y óseo que dan forma al cuerpo humano y lo defiende de los agentes externos. Según la medicina, la piel cuenta con tres capas que se denominan:

- epidermis
- dermis
- tejido subcutáneo

Existe otra clasificación biológica que divide a la piel en cinco capas:

- epidermis
- dermis
- hipodermis
- tejido subcutáneo
- fascia profunda

Además de contribuir como barrera de resguardo del cuerpo, la piel es el vehículo que nos conecta con el entorno, es decir, nos comunica con el exterior permitiéndonos reaccionar ante los estímulos como los cambios de temperatura.

Por otro lado cumple funciones vitales en la respiración, el pasaje de la luz y el reconocimiento de los agente patógenos.

Otros datos

- la piel es nuestro órgano más grande.

- forma una barrera contra microorganismos nocivos para el cuerpo.

- también nos protege de los rayos ultravioletas del sol y nos ayuda a regular la temperatura corporal mediante la transpiración.

- la piel controla la pérdida de líquidos como la sangre y el agua.

- contiene miles de células, glándulas, vasos sanguíneos y terminaciones nerviosas.

- el cabello y las uñas son un tipo de piel modificado.

- el vello aparece en todo el cuerpo, excepto en las palmas de las manos, las plantas de los pies, los párpados y los labios.

- las uñas no son sólo decorativas, sirven para preservar los extremos de los dedos de las manos y de los pies. No son esenciales, pero protegen contra lesiones en las puntas de los dedos de pies y manos. También facilitan la toma de ciertos objetos o nos permiten rascarnos.

- al igual que una piel en mal estado, las uñas o el cabello sin fuerza o con alteraciones son indicadores básicos de que algo no anda bien en el organismo.

- la piel masculina es más gruesa y grasa que la femenina.

¿Cómo está compuesta?

La piel nos permite sentir los estímulos recibidos desde el exterior como frío, calor, presión o dolor.

Esto es posible gracias a "receptores" que se encuentran en todo el organismo en las distintas capas de la piel. Cada uno de estos órganos receptores sirve para percibir distintas sensaciones. Los principales de ellos son:

• Órganos de Meissner

Estos son los más imperceptibles detectores del tacto.

Se alojan en los labios, la lengua, las plantas de los pies, las palmas de las manos y en los extremos de los dedos. También en el vello, los pezones, el glande y el clítoris.

• Órganos de Krause

Son los que generan la sensación de frío.

• Órganos de Paccini

Son los que dan la impresión de presión y registran las vibraciones. Se alojan en las manos y en los pies.

• Órganos de Ruffini

Son los que registran el calor.

• Órganos de Merckel

Están ubicados en la boca y en los genitales.

Las capas de la piel

Como hemos mencionado, la piel está conformada por distintas capas. Cada una de ellas tiene distintas funciones y componentes:

Epidermis

El 90% de la epidermis está compuesta de células que se llaman Queratinocitos. Estas células predominantes se alojan en el estrato córneo, el más superficial de nuestra piel. En menor cantidad, pero también de gran importancia, se encuentran los Melanocitos o Pigmentocitos, las células encargadas de dar la pigmentación a la piel.

Si se realizara un corte histológico (es decir, analizando cada una de las capas de los tejidos orgánicos), se podrían hallar en la epidermis, células de Langerhans, células de Merckel, Mecanorreceptocitos y Linfocitos, encargados, entre otras funciones, de dar protección inmunológica.

En la capa más profunda, llamada germinativa, se depositan células ovales con alta presencia de tonofibrillas. Continúa la capa espinosa, donde las tonofibrillas son mayores y las células adquieren forma de espinas –de allí su nombre–. Luego se sucede la capa granulosa compuesta por estratos de células aplanadas denominadas queratohialinos. Posteriormente se presenta la capa lúcida, que es muy delgada y está conformada por células con cualidades eosinófilas.

A continuación se localiza la capa córnea, la más gruesa formada por células planas queratinizadas. Finalmente, la capa disyunta, es donde las células se desprenden y se descaman. Desde la capa germinativa hasta llegar al exterior el proceso puede demandar hasta 4 semanas dependiendo de la edad, el género, la raza, el ambiente y otros factores.

Para saber

• la epidermis provee resistencia y protección.

• tiene el espesor de una hoja de papel en la mayor parte del cuerpo.

• la descamación de las capas de células de la epidermis es permanente. Cada 28 días se renuevan todas. Esta es la razón por la cual las lastimaduras, raspaduras y cortes superficiales se curan velozmente.

• las células de Langerhans son las que ayudan a proteger al cuerpo contra infecciones.

• la melanina, el pigmento que le da color a la piel, es producida por los melanocitos. La exposición prolongada a la luz aumenta está producción, por ello se produce el bronceado. Todos los individuos poseen más o menos la misma cantidad.

• la queratina, el componente básico de uñas y cabellos, se produce en los queratinocitos.

Dermis

Por debajo de la epidermis, encontramos la dermis. Esta es una capa más profunda de tejido conjuntivo en la que abundan las fibras de colágeno y elásticas. La tarea de las mismas –dispuestas en forma paralela– es darle la consistencia y elasticidad características de la piel.

La dermis está, a su vez, dividida en dos capas:

- el estrato papilar
- el estrato reticular

En la conformación del estrato papilar encontramos fibras de colágeno tipo III, y asas capilares. El mismo está compuesto por tejido conectivo laxo.

Por su parte, el tejido reticular –de composición conectiva densa– contiene fibras elásticas y fibras de colágeno tipo I. En la conformación de éste estrato hallamos mastocitos, reticulocitos y macrófagos.

A su vez, en la dermis facial se ubica un músculo liso llamado piloerector que se encarga de unir los músculos de la mímica a la dermis.

La dermis es una compleja capa de la piel en la cual se encuentran estos componentes:

- folículo piloso.
- músculo piloerector.
- terminaciones nerviosas aferentes.
- glándulas sebáceas.
- vasos sanguíneos y linfáticos.

Para saber

• su principal función es nutrir a la epidermis.

• posee colágeno (resistencia) y elastina (elásticidad), que favorecen el movimiento.

• con el correr de los años la elastina disminuye y es la responsable de la aparición de las arrugas.

• posee glándulas sebáceas que lubrican la piel y el cabello. Se depositan en el rostro, los hombros, el pecho y la parte superior de la espalda.

• la producción de las glándulas sebáceas se estimula durante la adolescencia. Es por eso que en esa etapa se produce la aparición del acné en la mayoría de las personas que se origina cuando los poros se tapan por exceso de sebo.

Tejido subcutáneo

Ubicada por debajo de la dermis y la epidermis esta capa cuenta en su composición con tejido conjuntivo laxo y adiposo. Esta particularidad es la que permite llevar adelante las funciones cutáneas de regular la temperatura corporal y posibilitar el movimiento de las distintas estructuras del cuerpo dándole flexibilidad a la piel. Por ejemplo, los movimientos de los antebrazos o de las piernas no serían posibles si la piel no fuese elástica.

Los componentes principales del tejido subcutáneo son:

- ligamentos cutáneos.
- nervios cutáneos.
- grasa.
- vasos sanguíneos.
- vasos linfáticos.

Para saber

- protege al cuerpo contra golpes y lesiones.

- colabora a equilibrar la temperatura corporal a través de las glándulas ecrinas y las apocrinas.

- el sudor es inodoro, pero al mezclarse con bacterias de la superficie causan el mal olor.

Fascia profunda

Esta es una capa más profunda de la piel que es considerada como tal por quienes dividen en más de 3 capas la conformación cutánea.

Es un tejido conjuntivo denso que recubre los músculos permitiendo que el movimiento de la piel no se propague en forma intrínseca. De esta forma, protege a las venas.

¿Cómo se vinculan las capas?

Las 3 capas de la piel –epidermis, dermis y tejido subcutáneo–, teniendo en cuenta la división tradicional, se unen mediante las estructuras que contienen cada una de ellas. Es decir, los encargados de relacionar esas capas y darle forma a la piel son los siguientes componentes:

- folículo piloso
- músculos erectores del pelo
- vasos linfáticos
- vasos sanguíneos
- nervios cutáneos
- ligamentos cutáneos
- glándulas sebáceas
- glándulas sudoríparas
- músculos erectores del pelo
- folículos pilosos

Algunos datos

• Las glándulas sudoríparas unen las 3 capas pues se ubican en todas ellas. Pueden evaporar el agua y controlar así la temperatura corporal.

• Las glándulas sebáceas unen la epidermis y la dermis mediante un proceso por el cual el folículo piloso es movido por el músculo erector del pelo. Éste, a su vez, comprime la glándula sebácea que suelta su secreción oleosa hacia el exterior.

• Los nervios cutáneos se localizan en el tejido subcutáneo y envían ramificaciones a la dermis y terminaciones nerviosas a la epidermis.

• Los vasos linfáticos y sanguíneos se prolongan desde el tejido subcutáneo hacia el exterior y envían redes minúsculas para irrigar la dermis.

Posibles trastornos de la piel

Más adelante detallaremos con mayor profundidad las amenazas que pueden atacar la piel. Aquí, mencionaremos algunos de esos trastornos:

- dermatitis
- hinchazón
- comezón
- enrojecimiento de la piel
- infecciones bacterianas de la piel
- impétigo
- infecciones estreptocóccicas y estafilocóccicas
- infecciones fúngicas de la piel y las uñas
- dermatitis del pañal
- infección por tiña
- tiña pedia (pie de atleta)
- infestaciones por parásitos
- infecciones virales
- acné
- cáncer de piel

- cortes
- raspones
- lastimaduras menores
- quemaduras

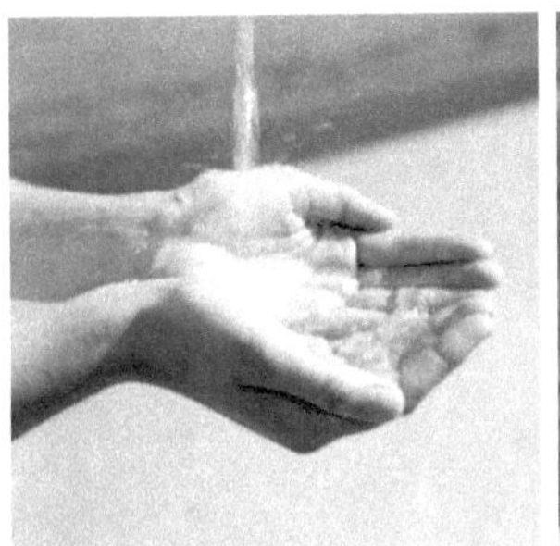
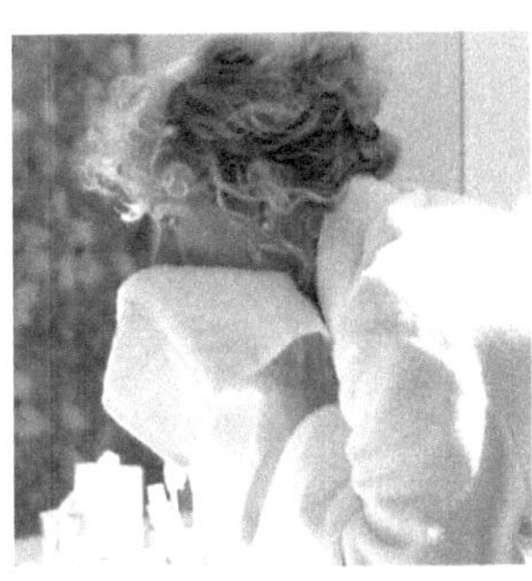

Los tipos de piel

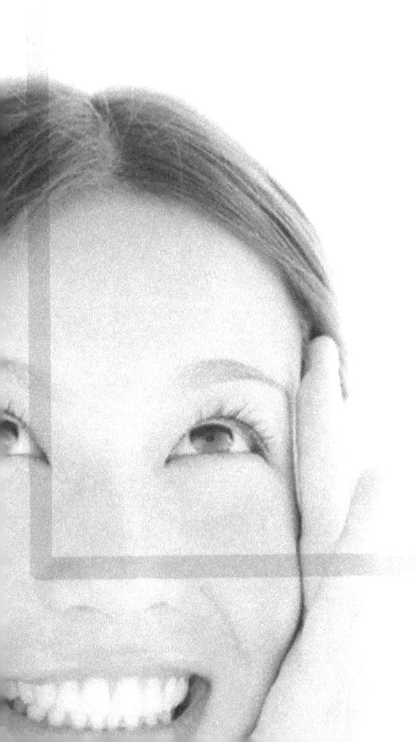

LOS TIPOS DE PIEL

Distintos tipos de piel

Desde el punto de vista biológico que hemos venido describiendo hasta aquí, podemos considerar que en cualquier individuo encontramos dos tipos de piel: la blanda y la gruesa.

• La piel blanda es aquella más sensible, que se localiza especialmente en los párpados y en los genitales.

• La piel gruesa, por su parte, es la que se distribuye en el resto del organismo y se hace presente, esencialmente, en: las palmas de las manos, las plantas de los pies y los labios.

Dentro de estos aspectos, de acuerdo con la raza, con el clima, con diversas condiciones ambientales o particularidades especiales de cada persona, la piel puede sufrir distintas modificaciones, sin embargo, los conceptos generales de la misma son similares en todos los organismos.

Tipos de piel "dermatológicos"

Hasta aquí hemos visto cualidades y consideraciones generales sobre la composición de la piel, sus componentes y algunas de sus funciones en la protección del organismo. Varios de esos conceptos que hemos manifestado en las páginas anteriores, posiblemente sólo los escuchemos en la boca de nuestro médico dermatólogo durante una consulta de control.

Pero cuando hablamos de piel, cuando tenemos las manos "secas" y acudimos a una farmacia o comercio del ramo, seguramente escucharemos una pregunta como está: "¿Qué tipo de piel tienes?"

¿A qué se refieren cuando nos preguntan esto? Al aspecto que presenta nuestra piel y a sus características más superficiales.

Más allá de las particularidades físicas de cada uno (mayor producción de las glándulas sebáceas, epidermis que se descama más o menos rápido), hay otras variantes que alteran la apariencia de nuestra piel como el factor climático, los productos que usamos para higienizarnos o el trabajo que llevamos a cabo.

Dicho esto, si hablamos desde el punto de vista "cosmético", podemos clasificar los tipos de piel en:

• normal
• grasa
• sensible o sensitiva
• acneica
• seca
• mixta o combinada

Básicamente, conocer qué tipo de piel tenemos nos va a servir para conocer qué nos perjudica, qué nos favorece y qué productos de cosmética y dermatología podemos usar para mantenernos bellas, jóvenes y saludables.

Es bueno señalar que, con el correr de los años –por los cambios físicos lógicos– y por la acción de muchos factores de los que hemos hablado antes, la piel sufre cambios en su apariencia y en su aspecto que requieren de distintos cuidados, atenciones y productos de belleza.

Vamos a describir esos tipos de piel:

• normal
• grasa
• sensitiva
• acneica
• seca
• mixta o combinada

Piel normal

Cualidades

- Es firme y sus poros son cerrados, pequeños o medianos.
- Posee una cantidad balanceada de grasa y sequedad.
- Las espinillas y los puntos negros son muy poco comunes.
- La tonalidad de esta piel es uniforme.
- El acne sólo se presenta en la adolescencia.
- No se irrita fácilmente.
- En estas personas el cabello no presenta signos de grasitud.

¿Cómo se cuida?

- Tanto para la piel normal, como para todas las pieles, la precaución de no exponerse prolongadamente al sol, a contaminaciones ambientales, a excesos de humo o a productos tóxicos es fundamental.
- Usar cremas hidratantes, lociones de aloe vera y productos nutritivos.
- Efectuar limpiezas profundas.

Piel grasa

Cualidades

• Es un tipo de piel que requiere más cuidados que otras.

• Se identifica por el brillo que destaca cuando nos miramos frente al espejo.

• Los poros son más alargados y están abiertos.

• En ocasiones, da lugar a zonas escamosas en el área de la nariz.

• En la adolescencia –y en la juventud también– se produce una importante cantidad de acné.

• Estas personas poseen cabello grasoso.

• Al despertarse, quienes tienen esta piel, sienten la frente, la barbilla y la nariz grasosas.

• Al maquillarse, las bases desaparecen rápidamente.

• Al tener tendencia al acné, abundan los puntos negros.

¿Cómo se cuida?

• La presencia de acné debe combatirse con productos astringentes.

• Los geles de aloe vera sirven para proteger, reducir la grasa y nutrir esta piel.

• Es fundamental la hidratación permanente.

• Las cremas recomendadas son las hidratantes y las nutritivas libres de grasa.

Piel sensible o sensitiva

Cualidades

• Esta clase de piel se da, generalmente, en personas de más de 35 años.

• Surge al presentarse capilares rotos, áreas secas y vasos sanguíneos que se irritan con facilidad.

• Presenta decoloraciones.

• Es posible que haya pecas o sectores enrojecidos.

• Por lo general, aparecen marcadas las líneas de expresión en la frente y alrededor de los ojos.

• La piel puede aparecer pálida o amarillenta.

• La piel de la barbilla se puede volver flácida.

• Las manchas, sarpullidos y dermatitis son muy comunes en casos de estrés, crisis emocionales o cambios bruscos de temperatura.

• Estas pieles tienen tendencia a las alergias.

• Se irritan por el uso de productos cosméticos fuertes. (Para asegurarnos de que aquella crema que empleamos no nos va a afectar, recomendamos mojar un algodón con la misma y aplicarla sobre la parte interior de la muñeca. Si la crema no produce ninguna reacción, entonces sí podemos aplicarla).

• En ocasiones, la mala alimentación acarrea la aparición de piel sensible.

¿Cómo se cuida?

• Deben usarse productos de belleza hipoalergénicos.

• Un estricto cuidado puede corregir todos los problemas de la piel sensible.

• Las condiciones ambientales (viento, calor, humedad, cambios térmicos) son claves en las pieles sensibles.

• Beber mucha agua.

• Evitar las comidas con excesos de grasa y las especies.

• Son beneficiosos los aceites esenciales de jojoba, hazelnut y manzanilla, entre otros

• Las mascarillas son un tratamiento eficaz.

Piel acneica

Cualidades

• Tiene muchas de las particularidades de la piel grasa.

• Por lo general, quienes padecen de abundante estrés, poseen piel grasa.

• Si no se tiene cuidado, el exceso de acné puede dejar marcas en la piel.

• De adultas, sufren este problema aquellas mujeres que padecieron mucho acné en la adolescencia.

¿Cómo se cuida?

• Se recomiendan los mismos cuidados que para la piel grasa.

• En este caso, por tratarse de una alteración más compleja, se se aconseja visitar al dermatólogo para que nos recomiende qué producto emplear en el cuidado de la piel.

• Si hemos tenido acné juvenil, o si alguno de nuestros padres ha padecido acné, es conveniente consultar esto con un especialista antes de la aparicón del acné.

Piel seca

Cualidades

• Las glándulas sebáceas no producen suficiente sebo y la falta de grasa corporal le da un aspecto áspero y de color mate.

• Se caracteriza por tener poros pequeños.

• Su textura es suave y no le suelen aparecer puntos negros.

• Tiende a volverse quebradiza cuando no es cuidada.

• Quienes tienen esta piel poseen cabello seco.

• La piel de las manos se presenta dura y seca.

• Puede presentar signos de envejecimiento prematuro.

• Se perjudica con los climas fríos y ventosos.

• Se irrita con facilidad si se toman baños muy calientes.

• El cloro de las piscinas la reseca.

¿Cómo se cuida?

• Aplicar diariamente crema nutritiva rica en aceites vegetales y con aportes de vitaminas A y E. Esto ayuda a combatir los efectos de los radicales libres.

• No desatender la hidratación.

• Usar una crema humectante a diario, después de la ducha y con la piel aún mojada.

• Evitar la exposición prolongada al sol.

• Bañarse con agua tibia.

Piel mixta o combinada

Cualidades

• Se caracteriza por la clásica "T" en el rostro.

• Esta piel se presenta seca en mejillas y pómulos y grasa en la frente, nariz y mentón.

• A pesar de esta cualidad, es un tipo de piel muy fácil de cuidar, pues ninguna de las dos áreas es extrema.

¿Cómo se cuida?

• Se debe procurar no castigarla demasiado.

• Evitar prolongadas exposiciones al sol o ambientes contaminados, exceso de humos, etc.

• Por lo general, una limpieza profunda y una buena crema hidratante alcanzan para conservar esta piel saludable.

• También debe aplicarse una loción de aloe vera en la zona de la "T" y una crema nutritiva en las mejillas y los pómulos.

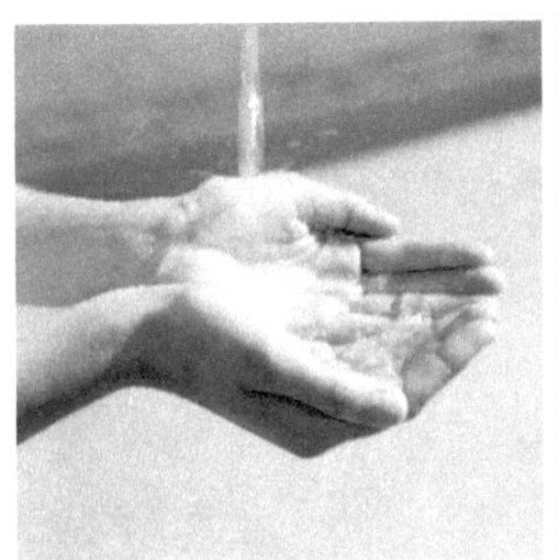 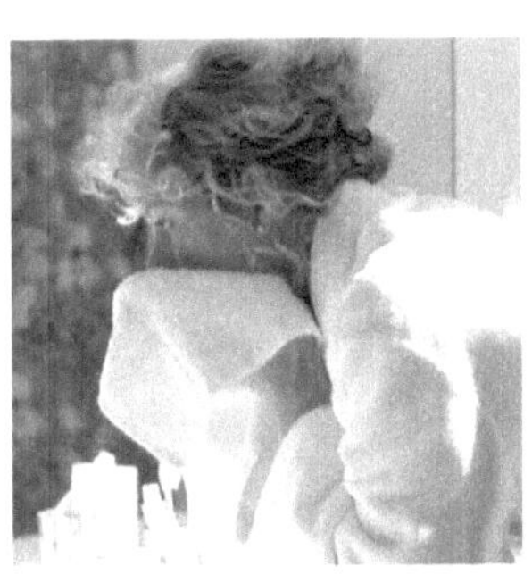

Amenazas y enfermedades de la piel

AMENAZAS Y ENFERMEDADES DE LA PIEL

Al detallar las características de la piel y los distintos tipos de clasificación, hemos descrito algunas de las amenazas que afectan su salud y apariencia. Sin embargo, ese extenso órgano que recubre todo nuestro organismo, está expuesto a todo tipo de ataques y puede contraer diversas enfermedades. En esas páginas, daremos un recorrido por aquellas alteraciones que pueden deteriorar o enfermar la piel.

Entre las distintas amenazas que enferman la piel pueden mencionarse:

- condiciones ambientales
- cambios climáticos abruptos
- estrés

- cansancio
- falta de hidratación
- exceso de radiación solar
- agentes tóxicos en el hogar o el trabajo
- alteraciones alimentarias
- vicios nocivos (alcohol, tabaco, etcétera)

La rama de la medicina que se dedica a estudiar las alteraciones, amenazas y enfermedades de la piel es la dermatología.

El deterioro y envejecimiento de la piel es inevitable, pues con el correr del tiempo nuestras capas cutáneas dejan de producir componentes o demoran más tiempo en sanarse. Hay un deterioro biológico inexorable –pero que puede ser demorado–, y un deterioro prematuro que puede y debe evitarse.

Deterioro prematuro

El envejecimiento prematuro de la piel se produce por factores externos e internos.

El factor externo que más nos perjudica es el sol. Sin embargo, no podemos prescindir de él, ya que una exposición poco frecuente y de corta duración es esencial para ayudar a la piel a regular funciones básicas. Es necesario tomar conciencia del gran mal que puede producirnos el sol si no nos cuidamos. Y cuando hablamos de cuidado, tampoco debemos creer que el empleo de una loción o crema protectora podrá alejar todas las amenazas.

Los jabones, cremas, lociones y productos de cosmética que nos aplicamos, si se hace en exceso o sin control dermatológico, también pueden favorecer el envejecimiento prematuro.

En cuanto a los factores internos perjudiciales deben mencionarse la mala alimentación y la falta de vitaminas que pueden debilitar nuestra piel.

Además, todo tipo de exceso —drogas o sustancias tóxicas— inician en el organismo reacciones que terminan dañando la piel.

Deterioro biológico

El lógico deterioro de la piel se da por causas naturales y se pone de manifiesto mediante las arrugas. Éstas se originan por alteraciones físicas y químicas producidas por varios factores:

• la pérdida de colágeno (le resta firmeza a la piel y la vuelve frágil).

• la menor producción de elastina y la consiguiente pérdida de elasticidad.

• la disminución de humedad en las capas de la piel.

• la acumulación de sol, humo y distintos tipos de contaminación ambiental.

Enfermedades frecuentes de la piel

- Cáncer de piel
- Psoriasis
- Callos o durezas
- Uñas frágiles
- Manchas
- Celulitis
- Acné
- Caspa
- Dermatitis
- Impétigo
- Infecciones
- Pie de atleta
- Verrugas
- Quemaduras
- Arrugas
- Espinillas

A continuación describiremos estas enfermedades o trastornos:

Psoriasis

Es una afectación de la piel que se caracteriza porque las células de la piel se reproducen a una velocidad más alta de lo normal y se forman capas gruesas, que se descaman y enrojecen. No se conoce la causa, aunque problemas en los sistemas de eliminación están presentes y el origen psicológico es muy tenido en cuenta. Puede aparecer en manos y pies.

Callos o durezas

Es un trastorno local de la piel en el que se endurece una zona, normalmente a causa de una fricción o presión excesivas. Es común en los pies por mal calzado.

Verrugas

Es un crecimiento excesivo de las células de la piel, muchas veces es a causa de algún virus.

Uñas frágiles

En situaciones en que hay falta de vitaminas y minerales (especialmente hierro) suele destacarse este síntoma.

Dermatitis

Con éste término se define especialmente a cualquier inflamación, hinchazón, comezón o enrojecimiento de la piel.

Sin embargo, podemos decir que existen varios tipos de dermatitis:

• Dermatitis atópica o eccema

Es común, provoca una erupción con picazón esencialmente en el rostro, el tronco y las extremidades. Se da en la infancia y se la suele relacionar con los trastornos alérgicos como el asma.

• Dermatitis por contacto

Se origina cuando la piel está en contacto con una sustancia irritante como detergentes, cosméticos, jabones para la ropa, perfumes o algunos metales como pulseras, anillos o hebillas de cinturones.

• Dermatitis seborreica

Es más común en niños y adolescentes. Se trata de una erupción grasienta en el cuero cabelludo, el rostro, pecho y la zona de la ingle, se debe a la producción excesiva de sebo de las glándulas sebáceas.

• Dermatitis del pañal

El calor, la humedad y los pliegues de los pañales de los niños permiten el surgimiento de hongos.

Impétigo

Es una erupción cutánea que se da cerca de la boca y la nariz.

Celulitis

Aunque la celulitis existe desde tiempos remotos, nunca ha tenido la importancia estética que tiene ahora. Se debe principalmente a los hábitos alimenticios, el estilo de vida que solemos llevar y, sobre todo, a la falta de ejercicio.

La celulitis se instala pronto y resulta muy difícil de eliminar. Ante dicha presencia no funcionan los remedios rápidos, ni los productos milagrosos. Es un problema complejo en el que intervienen múltiples factores y que debe ser afrontado con métodos terapéuticos de real eficacia, así como con tratamientos coadyuvantes.

La celulitis, en realidad, se debe a un trastorno circulatorio a nivel local. Al no producirse un drenaje correcto de nuestras células grasas o adipocitos, los desechos e impurezas se acumulan en forma líquida, al principio, para adquirir después una consistencia espesa.

La acumulación de este líquido espeso produce como consecuencia una irritación de las células llamadas fibroblastos, que comienzan a producir colágeno en mayor cantidad. El resultado es un apelmazamiento de la acumulación y la consecuente tracción de la dermis, lo que ocasiona la temida "piel de naranja". Podemos decir, entonces, que la celulitis proviene de la acumulación de células, muchas veces grasas (adipocitos), organizadas en forma de nódulos, que comprimen los vasos sanguíneos, los vasos linfáticos y las terminaciones nerviosas.

Como consecuencia de esta formación de nódulos, se produce la salida de agua (edema) y otras sustancias de los vasos sanguíneos. Dichas sustancias deterioran las fibras de colágeno y elastina, endureciéndolas y rodeando los nódulos, dando lugar a la lipoesclerosis.

La genética, la vida sedentaria y la acción de algunas hormonas femeninas son el caldo de cultivo ideal para la acumulación de grasa localizada en ciertas zonas, y la aparición de lipodistrofia, conocida comúnmente como celulitis.

Este cuadro congestivo localizado, que en un nivel inicial tiene el aspecto de piel de naranja, aparece principalmente en el vientre, la cadera, los glúteos y los muslos, teniendo una escasa relación con el sobrepeso.

En estados avanzados, la celulitis puede crear problemas de más difícil solución como flacidez, edemas, várices, estrías y piernas cansadas, instalándose en zonas muy específicas del cuerpo como caderas, glúteos, vientre, muslos, rodillas y tobillos.

Debido a motivos hormonales, la celulitis afecta al 90% de las mujeres y no sólo en el caso de las más obesas.

La adolescencia, la época premenstrual, el embarazo y la menopausia son situaciones de alto riesgo que pueden desencadenarla, aunque también la herencia genética juega un papel importante.

Aunque la celulitis se puede observar de distintas formas en las mujeres, esta dolencia se puede agrupar en clases que ayudarán a identificarlas.

Para los profesionales de la estética, existen cinco tipos de celulitis.

Dentro de esta clasificación, encontramos:

- celulitis generalizada.
- celulitis localizada.
- celulitis dura.
- celulitis flácida.
- celulitis edematosa.

Explicaremos, a continuación, cada uno de estos tipos de celulitis.

• Celulitis generalizada

Este tipo de celulitis aparece, casi exclusivamente, en mujeres obesas, con hábitos alimentarios desequilibrados. Comienza en la pubertad y con el aumento de la edad los factores suelen ser cada vez más desfavorables.

Los trastornos suelen incrementarse, por lo que se ocasionan importantes cambios estéticos.

• Celulitis localizada

La celulitis localizada es un tipo de celulitis que origina fenómenos dolorosos. Las zonas donde suele instalarse, mostrando preferencia, son las piernas, el abdomen, las nalgas, los tobillos, la parte inferior de la espalda; la parte superior de los brazos, y la parte superior de la espalda, justo debajo de los hombros.

• Celulitis dura

Esta celulitis se encuentra en mujeres jóvenes de buen físico y generalmente deportistas o bailarinas, cuyos tejidos son firmes y bien tonificados y sin edemas, lo que dificulta su localización.

Sin embargo la celulitis se hace evidente por medio de la prueba del pellizco en la piel (aparece la piel de naranja).

• Celulitis flácida o blanda

La celulitis fláccida es típica en personas sedentarias o en aquellas que alguna vez fueron activas y ya no lo son. Por consiguiente, suele verse reforzada por los malos hábitos de vida.

También se presenta en personas que han sido sometidas a distintos tipos de tratamiento, en donde han subido y bajado de peso bruscamente.

• Celulitis edematosa

Se encuentra en mujeres de todas las edades, pero es más frecuentes en jóvenes y adolescentes.

En mujeres de edad suele presentarse como piernas gruesas.

La celulitis edematosa suele localizarse principalmente en los miembros inferiores, donde la piel presenta, a simple vista, la típica piel de naranja. Este tipo de celulitis suele ir acompañada de dolores e hinchazón.

Nadie nace condenado a padecer celulitis. Ni hombres ni mujeres. De hecho, los adipocitos son básicamente iguales entre ambos sexos.

Sin embargo el sistema hormonal es el que hace que, con la llegada de la pubertad, aparezcan las diferencias. Y en el caso de la mujer, una de esas diferencias es la propensión a acumular grasa como fruto de los estímulos que sus hormonas envían a los adipocitos.

A fin de cuentas, la grasa cumple una función esencial en la reproducción de la especie y la naturaleza se ha asegurado de que la mujer almacene en su cuerpo la energía necesaria para hacer frente a etapas como el embarazo o la lactancia. En ese sentido, se ha constatado que tanto la baja fertilidad como la esterilidad son más frecuentes en mujeres delgadas o de masa muscular muy desarrollada que en mujeres con mayor sobrepeso. De todas formas, cabe aclarar que no se trata de un hecho determinante puesto que hay mujeres que han dado a luz varios hijos y nunca han tenido celulitis.

Generalmente, la celulitis suele combatirse por razones estéticas pero en muchos casos el problema se convierte en una enfermedad dolorosa.

Una celulitis muy acusada puede llevar asociados trastornos como cefaleas, depresión, baja autoestima, hipersensibilidad, artritis y hasta deformaciones físicas. Por lo tanto, y en tales casos, ya no hablamos de un problema estético sino de salud.

Infecciones

• Por tiña

Es una infección fúngica que afecta la piel, las uñas y el cuero cabelludo. Produce lesiones escamosas en cualquier parte del cuerpo. El pie de atleta entra en esta categoría.

• Mediante parásitos

Hay parásitos que pueden horadar la piel y alimentarse en ella. La sarna y los piojos son ejemplos de esto. Se presentan erupciones con picazón. Este tipo de infestación es contagioso.

• Virales

Las infecciones mediante virus producen erupciones en la piel. Enfermedades como la varicela, la culebrilla, el herpes simple, o el sarampión, causan boqueras y marcas en la piel que deben tratarse con sumo cuidado para que no queden cicatrices luego de la enfermedad.

Acné

Probablemente sea el trastorno cutáneo más común en los adolescentes. Se caracteriza por la aparición de granos esporádicos, espinillas o puntos blancos.

Cáncer de piel

Esta enfermedad puede iniciarse en los primeros años. Si bien no es común en niños y adolescentes el efecto dañino de los rayos de sol acumulados puede dar origen al cáncer de piel muchos años después. Por ello, es fundamental tomar conciencia sobre los imperiosos hábitos de cuidado y protección ante la exposición al sol.

Las personas con piel clara, que se irrita fácilmente al sol, son más proclives a este tipo de cáncer, que puede llegar a diseminarse en el resto del cuerpo.

Manchas, lunares, pecas

Se trata de cambios de coloración en la piel. Las causas son diversas. Algunas de ellas son sólo un cambio estético sin complicaciones. Otras, en cambio, pueden indicarnos el mal funcionamiento de algún órgano, por ejemplo. Por ello, es aconsejable que un dermatólogo controle y revise cada una de las manchas nuevas que parecen en el cuerpo o las ya existentes que cambian su aspecto.

Entre las manchas más comunes, podemos mencionar: pecas, lunares, manchas de nacimiento, manchas por excesiva exposición solar, manchas surgidas en el embarazo (cloasma, melasma), vitiligo (manchas blancas), manchas azules (golpes, magullones, moretones), etcétera.

Lastimaduras

Todo tipo de corte, raspón, magullón, herida o lesiones menores en las capas superficiales de la piel, son muy comunes y se sanan fácilmente gracias al recambio celular que se produce en las capas de la piel.

Quemaduras

Básicamente debemos considerar 2 tipos de quemaduras. Las pequeñas, que se producen por acciones cotidianas –como quemarse con el horno– y las más graves o profundas. Todas ellas necesitan atención médica y tratamiento, pues si no son atendidas de manera correspondiente dejarán marcas en la piel.

Por otro lado se encuentran las quemaduras que requieren internación hospitalaria, cuando el daño ha excedido las capas de la piel.

Trastornos del cuero cabelludo y el cabello

Existen diversas alteraciones en el cabello o el cuero cabelludo –que como ya hemos visto es un tipo de piel modificada–. Entre ellas podemos mencionar la caspa, la alopecia y la tiña capitis.

Arrugas

Son los surcos, pliegues y marcas de la piel. Se producen, básicamente, por el envejecimiento. Aunque también influyen los factores climáticos, el estrés y algunas enfermedades. Se dan en manos, cuello, rostro, etcétera. Las "patas de gallo" son un claro ejemplo de arrugas.

Espinillas

Se trata de los puntos negros o blancos que aparecen en la piel por el taponamiento de un folículo. Son la manifestación más común del acné. Aparecen en cara, espalda y pecho.

Rosácea

Se caracteriza por el enrojecimiento de la piel por la inflamación de los vasos sanguíneos. Se da, especialmente, en el rostro.

Produce picor, pinchazos y la sensación de que la piel se estira. Aparece entre los 30 y los 50 años y se hace crónica.

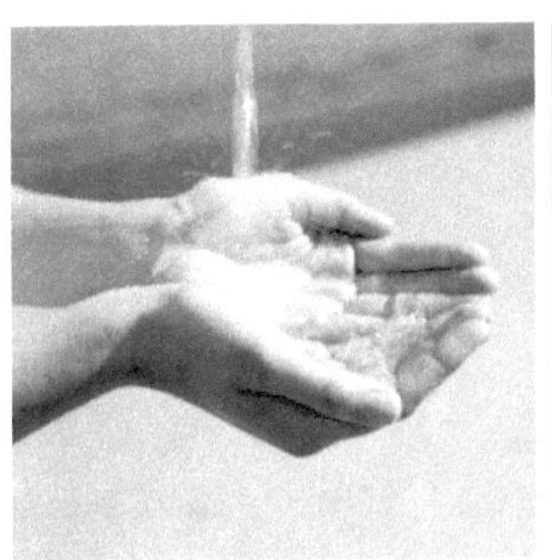
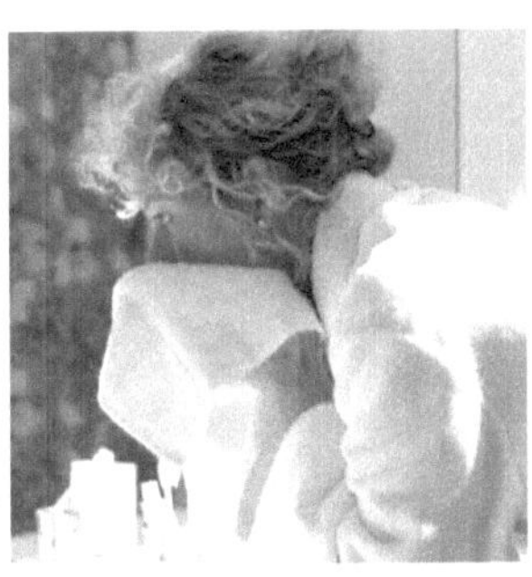

CAPÍTULO 4

Cuidados y tratamientos

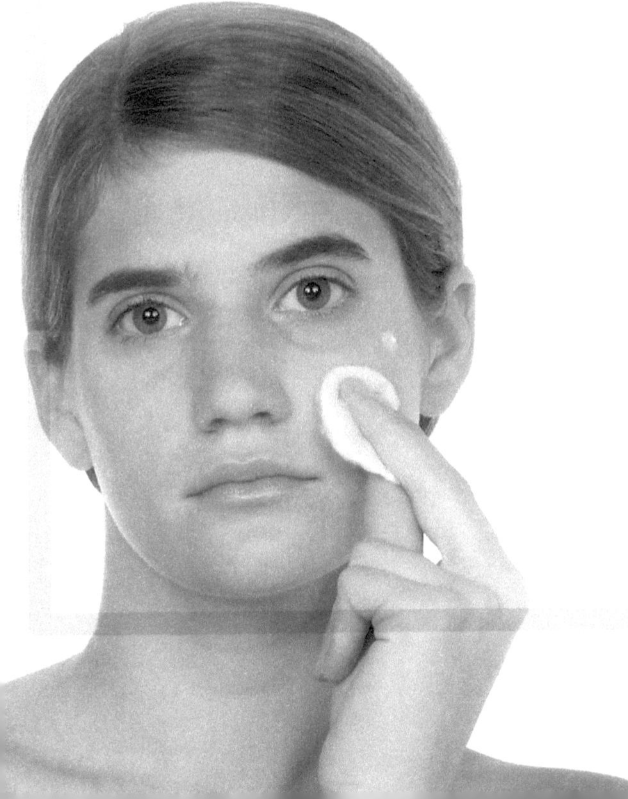

CUIDADOS Y TRATAMIENTOS

LOS CUIDADOS

Cuidar la piel es una tarea que debe hacerse a diario. El comienzo es sencillo. Teniendo en cuenta muchos de los ítems hasta aquí enumerados, el estado de nuestra piel será más saludable. Por ejemplo:

- no exponerse al sol de manera prolongada
- alejarse de ambientes con humo
- beber 8 vasos de agua al día
- evitar los vicios nocivos como el alcohol y el tabaco
- ducharse con agua tibia
- usar cremas humectantes

• no abusar de los sistemas de calefacción y aire acondicionado
• llevar adelante una alimentación adecuada

Cumplir con estas y otras recomendaciones nos permitirá tener una piel sana, joven, suave y demorar el envejecimiento natural de la misma.

Desde hace siglos el hombre ha descubierto productos naturales (aloe vera, limón, miel, etcétera) para mejorar el aspecto de su piel. Con el correr de los años esas técnicas han ido evolucionando y, en la actualidad, la industria cosmética presenta productos para todo tipo de necesidad. Es por ello que para los distintos tipos de piel encontraremos cremas, lociones, geles, baños, jabones y una inmensa cantidad de opciones para mejorar nuestro aspecto. También, es posible que esas preparaciones las elaboremos nosotras mismas, asegurándonos una mayor naturalidad en los tratamientos que aplicamos al cuidado de la piel.

Por otro lado, cada una de las alteraciones o anomalías de la piel que hemos detallado tiene un tratamiento adecuado que debe llevarse a cabo con productos especiales y con control dermatológico especializado.

A partir de aquí, ideas, sugerencias, cambios de hábitos y productos artesanales que podemos emplear para cuidarnos la piel a toda hora.

Un truco para saber qué piel tenemos

Para conocer qué tipo de piel tenemos hay un truco sencillo:

• lavarse la cara con agua caliente y jabón neutro.
• colocar un pañuelo de papel de manera suave sobre la cara, presionando para que los poros tomen contacto con el mismo.
• si el papel se mancha con puntitos grasosos, nuestra piel es grasa.
• si al apoyar el papel la piel se siente estirada, la piel que tenemos es seca.
• si no sentimos claramente ninguno de los signos anteriores, la piel es normal.

Por supuesto que esto es general ya que existen más tipos de pieles. Pero de esta forma podremos comenzar a guiarnos.

Pasos básicos para una limpieza efectiva

Para cuidar la piel y mantenerla sana, flexible y saludable deben seguirse cuatro pasos esenciales a rajatabla:

• limpieza con lociones especiales
• tonificaciones con productos astringentes
• hidratación con cremas humectantes
• protección con mascarillas especiales

La limpieza

Se realiza para eliminar toda suciedad, polvo y maquillaje que se acumulan durante el día.

Es muy útil en las pieles grasas para que los poros se abran permitiendo la salida de la grasa de las glándulas sebáceas.

Se recomienda el uso de los limpiadores de abajo hacia arriba y de adentro hacia fuera.

La tonificación

Durante la limpieza los poros se abren. Durante la tonificación se deben cerrar.

Los tonificadores y astringentes, además de cumplir esa función, refrescan la piel.

Para cada tipo de piel existe un tonificador especial. Cuanto más grasa sea la piel, más alcohol debe contener el producto.

La hidratación

En los dos pasos anteriores se eliminan las grasas que "despide" el organismo a través de la piel.

La hidratación o humectación sirve para recuperar la flexibilidad, elasticidad y humedad de la piel.

Su función es crear una capa muy fina que evita la evaporación de líquido y da suavidad a la epidermis.

La protección con mascarillas

El uso de mascarillas se realiza al final del proceso de limpieza.

Su función es eliminar la suciedad encubierta en las capas profundas de la piel, activar la circulación facial, eliminar las toxinas y nutrir la piel.

Al aplicar la mascarilla –leer antes sus instrucciones, pero será entre 15 y 20 minutos–, se recomienda mantenerse sentada o en reposo, para que los músculos faciales se relajen.

LOS TRATAMIENTOS

Como ya hemos dicho los cuidados diarios nos permitirán mantener la piel sana, suave y flexible. Con tratamientos caseros podremos hidratar la piel, retrasar el envejecimiento, eliminar la caspa, minimizar la resequedad de la epidermis y otros cuidados caseros.

Sin embargo, hay dificultades y complicaciones en la piel que requieren el control y el chequeo de un especialista. Estos tratamientos y productos son para proteger la piel y para tratar alteraciones sencillas.

Para retrasar el envejecimiento de la piel

La causa principal del proceso de envejecimiento es la pérdida de colágeno. El tejido compacto se deteriora y provoca en nuestra superficie cutánea hundimientos o pérdidas de tejido, lo que en la epidermis se manifiesta en forma de arrugas. Las moléculas del tejido cutáneo también pierden estabilidad como resultado del paso de los años. Algunos de sus átomos se transforman en los llamados radicales libres, que alteran la estructura de sus proteínas, colágeno y elastina, y provoca el oxidamiento de las grasas que conforman la membrana celular, todo lo cual conduce al envejecimiento de la piel.

La piel se cuida por dentro y por fuera. Estas consignas que siguen pretenden ayudarnos a demorar el envejecimiento:

Consigna 1: Eliminar toxinas

Si tomamos suficiente agua estaremos continuamente eliminado las toxinas que se acumulan. Lo ideal es beber al menos 2 litros de agua por día. Y es una cuestión de disciplina: no puede esperarse a tomar esta cantidad de agua sólo al sentir sed. Un buen consejo es comenzar el día con una infusión caliente de agua y juego de limón, que ayudará a desprender las toxinas que el cuerpo ha acumulado durante la noche. Luego, al salir hacia el trabajo o los estudios, podemos llevar una botella de medio litro de agua, que iremos consumiendo de a poco (recordemos que tomar mucha agua nos hará ir al baño más seguido y debemos evitarnos momentos de incomodidad).

Algunos alimentos como las comidas procesadas, especialmente las ricas en grasas saturadas, son dañinas para la piel. Las grasas saturadas incrementan el número de radicales libres y hacen que envejezcamos más rápido.

Un ejemplo de estas comidas son las golosinas, las galletitas dulces, las facturas, las papas fritas, los snacks, etcétera. Los aceites de maíz y algunos quesos son igualmente dañinos.

Consigna 2: ¡Sonreír!

La sonrisa ayuda a relajar los músculos faciales manteniéndolos firmes. Ayuda a tonificar y mantener en su forma original a los músculos que hay alrededor de la boca, evitando que "se caigan".

Consigna 3: No al cigarrillo

Una razón más para no fumar y no estar cerca de fumadores frecuentemente. Si fumamos un paquete de cigarrillos al día por dos años o más tenemos el doble de posibilidades de padecer envejecimiento prematuro. La piel de los fumadores difícilmente luzca radiante y con vida. Su aspecto es opaco y descolorido, sobresaturado de toxinas en la mayoría de los casos.

Consigna 4: Controlar la sequedad del ambiente

Nuestra piel, como todo nuestro organismo, está compuesta en su mayor parte por agua. Pero hay agentes externos, como el aire acondicionado, o la calefacción, que le restan humedad, avejentándola. Si en nuestro trabajo hay calefacción o aire acondicionado hay humidificadores que resuelven este problema. Si no, una solución alternativa es colocar un recipiente lleno de agua cerca de la fuente de calor para que, al evaporarse, brinde un ambiente menos seco y más adecuado a los requerimientos no sólo de nuestra piel, sino también de nuestra mucosa respiratoria.

Consigna 5: ¿Te hacen falta vitaminas?

La salud en general es lo más importante para mantener una piel saludable. Debemos asegurarnos de tener una dieta balanceada, con todos los nutrientes necesarios. La vitaminas A, C, D y E son especialmente necesarias. El aceite de hígado de bacalao es muy bueno para la piel porque contiene cantidades altas de vitamina A y D y los aceites grasos tan beneficiosos para la piel.

Para la psoriasis

- aplicaciones de mantequilla
- arcilla fría

• dieta depurativa
• productos con bardana, aloe vera, pensamiento, pino marino

Para los callos o durezas

• hidratar localmente
• usar calzado cómodo
• aplicaciones externas con productos que contengan aloe, caléndula, celidonia mayor, higuera, hierba callera

Para las verrugas

• arcilla fría;
• ajo en rodajas, localmente;
• aplicaciones externas con caléndula, celidonia mayor, higuera

Para las uñas frágiles

• dieta rica en vegetales y frutas
• hidratación de las uñas
• fitoterapia: sésamo, levadura de cerveza, aceite de germen de trigo (a nivel externo)

LA ALIMENTACIÓN COMO ALIADA DE UNA BUENA PIEL

Ya hemos mencionado que la piel se cuida por dentro y por fuera. En forma exterior con cuidados diarios, cremas, lociones, geles, limpiezas, etcétera.

En forma interior se cuida con rutinas sanas, lejos de los vicios, controlando los niveles de estrés y cansancio; manteniendo un estado general físico saludable y, también, con una buena alimentación. Esta incluye:

- beber agua a diario (2 litros u 8 vasos al menos)
- consumir frutas y verduras
- no ingerir grasas
- preferir las carnes hervidas o asadas
- eliminar el café y el alcohol
- alimentos ricos en minerales (hierro, azufre, selenio y zinc)
- alimentos ricos en proteínas
- vitaminas del grupo B (2, 3, 5, 6 y 9)
- vitamina C

Entre los productos más recomendados para cuidar la piel podemos mencionar:

aceite de oliva - cítricos - frutos rojos - perejil - frutas secas - bananas - carnes desgrasadas - pescados - lácteos - cereales - legumbres - todo tipo de frutas y verduras.

PRODUCTOS Y JABONES ARTESANALES

Talco corporal

Este talco, además de absorber la humedad de la piel y prolongar la duración del perfume que usamos, sirve para alejar impurezas y grasitud de la piel.

Materias primas:

Harina de arroz 100 gr
Caolín 60 gr
Flores secas de lavanda 30 gr
Aceite esencial de rosas 10 gotas

Procedimiento:

• Poner en un recipiente la harina de arroz y agregar el caolín.
• Triturar lo más posible las flores de lavanda y añadirlas a la prepración anterior.
• Mezclar bien.
• Añadir el aceite y batir con una cuchara de madera hasta alcanzar una unión homogénea.
• Colocar en un envase apropiado para talco y esperar 2 ó 3 días antes de usar.

Tónico facial

Es indicado para refrescar la piel, suavizarla e hidratarla.

Materias primas:

Agua de rosas 50 cm^3
Agua de azahar 50 cm^3
Aceite esencial de lavanda 20 gotas
Glicerina 5 cm^3

Procedimiento:

• Unir los componentes dentro del envase en el cual conservaremos el tónico.
• Colocarlos de a uno.
• Tapar y agitar con fuerza 2 minutos para que se amalgamen perfectamente.
• Usar después de hacer un tratamiento facial.

Quita esmalte de uñas

Materias primas:

Alcohol etílico 600 cm^3

Acetato de butilo 360 cm^3
Aceite mineral 35 cm^3
Glicerina 20 cm^3
Anilina (vegetal) rosa 1,5 gramos

Procedimiento:

- En un recipiente plástico mezclamos el aceite mineral y el acetato de butilo. Revolver bien con una cuchara de madera.
- En otro recipiente colocamos el alcohol y la glicerina, y los mezclamos muy bien.
- En un pequeño bol o vaso plástico disolvemos la anilina en un poco de agua.
- Con un gotero añadimos 10 gotas de anilina diluida a la segunda preparación que realizamos.
- Finalmente vertemos la mezcla de aceite elaborada en el primer recipiente, a la de alcohol que hicimos en el segundo.
- Revolvemos durante algunos minutos y envasamos en frascos adecuados.

Óleo para nutrir el cabello

Este producto se aplica sobre las puntas del cabello cuando estén secas o florecidas. Se coloca después del lavado diario y no se enjuaga.

Materias primas:

Aceite de coco 110 cm^3
Agua caliente 110 cm^3
Aceite esencial de Ylang Ylang 35 gotas

Procedimiento:

• Colocar el aceite de coco en un recipiente junto con la misma cantidad de agua caliente.
• Añadir las gotas de aceite esencial de Ylang Ylang.
• Agitar suavemente para mezclar y envasar en frascos adecuados.

Crema de frutas para humectar el rostro

Esta crema mantiene la humedad y previene el envejecimiento de la piel.

Materias primas:

Banana pisada 1
Sandía pisada 150 gramos
Yogur natural 1
Limón exprimido 1
Huevo 1

Harina de avena 12 cucharadas
Levadura 1 cucharadita
Miel 1 cucharada
Benzoato de sodio 1 cucharadita

Procedimiento:

- Colocar en un bol la banana y la sandía ya pisadas.
- Añadir el jugo de limón.
- Incorporar la miel (lo más líquida posible), la levadura y unir todos los ingredientes.
- Una vez lograda una pasta homogénea, incorporar el huevo y el yogur natural.
- Con una cuchara de madera batir unos minutos, pero muy lentamente.
- Reservar.
- En un bol diluir el benzoato de sodio con un poco de agua.
- Agregar a la preparación reservada.
- Añadir la harina tamizada y volver a mezclar uniformemente.
- Envasar en un pote hermético de boca ancha y conservar en la heladera.

Aceite aromático humectante

Materias primas:

Aceite mineral 986 cm³
Propilen glicol 10 cm³
Fragancia 5 cm³

Procedimiento:

• Mezclar en un recipiente plástico el aceite mineral, junto al propilen glicol.
• Mezclar con una cuchara de madera.
• Añadir la fragancia elegida (se recomiendan las florales).
• Revolver y dejar descansar media hora.
• Volver a mezclar y embotellar en envases plásticos.

Tónico de pepino

Es un excelente descongestivo de la piel. Ideal para pieles sensibles. Se aplica con un algodón limpio.

Materias primas:

Pepinos 3
Agua de azahar 60 cm^3
Extracto de hamamelis 80 gotas

Procedimiento:

• Pelar los pepinos y rallarlos.
• Colocar la ralladura de los mismos dentro de un paño de algodón limpio, envolverlos y presionar con fuerza para extraer el jugo.
• Colocar ese jugo en un envase.
• Añadir el agua de azahar y el extracto de hamamelis.
• Tapar y agitar bien.
• Reservar en heladera al menos 24 horas antes de usarlo.

Loción perfumada para el cuerpo

Materias primas:

Alcohol etílico 70 cm^3
Propilen glicol 2 cm^3
Extracto de perfume 30 cm^3
Fijador PPG 20 2 cm^3

Procedimiento:

- Este producto lo vamos a preparar usando envases con tapa hermética.
- En uno de ellos mezclamos el fijador PPG 20 junto al extracto de perfume.
- Tapar y agitar muy bien.
- En un segundo envase mezclar el alcohol con el propilen glicol y agitar de la misma manera.
- Unir ambas preparaciones, cubrir el envase con una bolsa oscura y llevar durante un día a la heladera.
- Retirar y, conservándola cubierta, dejar otro día en reposo antes de usar.

Loción de limpieza facial

Es ideal para pieles normales a grasas. Sirve para retirar el maquillaje y es el primer paso a una limpieza facial más profunda. Se utiliza en el rostro realizando movimientos circulares y presionando suavemente en las zonas más necesarias. Retirar luego de 2 ó 3 minutos, con abundante agua fría.

Materias primas:

Glicerina 25 cm^3
Lanolina 5 gr

Jabón de glicerina 2 gr
Agua de rosas 25 cm^3
Aceite de almendras 5 cm^3
Agua destilada 50 cm^3
Conservante universal 1 gr

Procedimiento:

• Poner en una cacerola a baño de María la glicerina, la lanolina y el jabón.

• Calentar hasta que se derritan.

• Agregar el aceite sin retirar la mezcla del fuego, que debe ser mínimo.

• En otra cacerola calentar el agua destilada junto al conservante y el agua de rosas.

• Unir ambas preparaciones.

• Batir hasta lograr una mezcla bien uniforme.

• Apagar la hornalla y dejar enfriar a temperatura ambiente.

Máscara de manzanilla para el rostro

Esta mascarilla se aplica sobre el rostro, el cuello y el escote. Se deja actuar 45 minutos y se retira enjuagando con agua tibia.

Materias primas:

Cera de abeja 5 gr
Ácido esteárico 5 gr
Alcohol graso 5 gr
Lanolina 5 gr
Aceite de jojoba 25 gr
Infusión de manzanilla 5 cm^3
Trietanolamina 2 gotas

Procedimiento:

• Unir la cera, el ácido esteárico, el alcohol graso y la lanolina y llevar a baño de María.

• Incorporar el aceite y mantener al calor.

• En una cacerolita calentar la infusión de manzanilla y la trietanolamina.

• Agregar poco a poco la infusión al preparado anterior, sin dejar de batir. La infusión debe estar bien caliente.

• Dejar enfriar y envasar.

Tónico hidratante de uso diario

Se aplica con pulverizador sobre el rostro —cerrando los ojos— y se extiende con las manos. Combate la sequedad y el envejecimiento.

Materias primas:

Agua de rosas 100 cm³
Aceite de jojoba 30 cm³
Aceite esencial de rosas 18 gotas
Vitamina E 15 gotas

Procedimiento:

• La preparación es muy simple. En un envase plástico con pico pulverizador colocar el aceite de jojoba y la vitamina E.
• Tapar y agitar el envase con fuerza.
• Añadir el agua de rosas y el aceite esencial.
• Agitar nuevamente. Ya está listo para usar en su propio envase.

Crema antiestrías

Este producto se aplica masajeando la zona afectada con movimientos circulares. Sirve para exfoliar y estimular la circulación. Retirar con un algodón húmedo.

Materias primas:

Crema corporal 120 gr
Arcilla de grano grueso 25 gr

Aceite de rosa mosqueta 25 cm^3
Aceite esencial de limón 20 gotas
Extracto de aloe vera 10 cm^3

Procedimiento:

• En un bol unir la crema corporal (alguna que sea de nuestro agrado), el aceite de rosa mosqueta, el extracto de aloe vera y el aceite esencial de limón.
• Batir hasta alcanzar una mezcla uniforme.
• Agregar la arcilla muy lentamente.
• Mezclar varios minutos con una cuchara de madera.
• Envasar en potes plásticos herméticos de boca ancha.

Perfume en barra

Este producto se aplica como un desodorante en barra. No irrita la piel.

Materias primas:

Cera de abejas 5 gr
Aceite de jojoba 15 cm^3
Aceite esencial de geranio 10 cm^3

Procedimiento:

- Rallar la cera de abejas.
- Colocarla en una cacerola y llevarla a baño de María.
- Cuando se derrita, agregar el aceite de jojoba, mezclando con una cuchara de madera.
- Separar del fuego y añadir el aceite esencial de geranio.
- Volver a batir.
- Colocar en moldes de vidrio hasta que se solidifique.

Jabón de avena y miel

Propiedades:

Tiene un alto contenido de aceite de coco, que hace que la traza del jabón aparezca mucho antes y lo transforma en un jabón exfoliante para cuidar la piel de las toxinas y la contaminación externa.

Materias primas:

Jabón base de coco o glicerina, 250 gr
Miel pura (la que solidifica al frío), 1 cucharada sopera
Avena extrafina, 2 cucharadas soperas
Fragancia alcohol, 10 cc

Procedimiento

- Disolver a baño de María el jabón que se haya elegido.
- Cuando esté casi totalmente disuelto incorporar la miel.
- También necesita disolverse, pero no debe estar mucho tiempo al calor para mantener sus propiedades benéficas.
- Retirar del fuego y del baño de María cuando se haya disuelto totalmente.
- Incorporar la avena, el alcohol y la fragancia.
- Es aconsejable utilizar fragancias que no varíen demasiado al combinarse con la miel.
- Inmediatamente verter en los moldes, dejar enfriar y solidificar.
- Desmoldar.
- Dejar orear hasta que pierda humedad al tacto.
- Envolver con film autoadherente.
- Si a la miel la cocinamos pierde sus propiedades, si no estamos seguros es preferible lograr que se disuelva colocándola en un baño de agua tibia y esperar que allí recupere solubilidad y agregarla al jabón cuando ya se ha disuelto.

Jabón exfoliante en microondas

La realización de este producto en microondas implica una manera sencilla de hacer jabones. Es original y tiene un acabado rústico.

Materias primas:

Jabón de tocador grande blanco o de color, 1 barra
Polenta o harina de maíz, 1 cucharada al ras
Aceite de girasol u oliva, 1 cucharadita
Agua destilada o hervida fría rallador de cocina un bol, 1/2 taza
Molde para jabones grande
Vaselina líquida

Procedimiento:

• Sobre un bol, rallar el jabón por la parte más gruesa del rallador.

• Añadir el agua y revolver.

• Incorporar el aceite.

• Llevarlo al microondas a potencia baja por 30 segundos.

• Verificar que no se rebalse (esto, hacerlo cuantas veces sea necesario).

• Cuando haya adquirido una consistencia cremosa, retirarlo.

• Inmediatamente añadir la polenta y volcar el jabón sobre el molde engrasado con la vaselina.

• Dejarlo solidificar.

• Si se quiere un proceso más veloz, se puede llevar a la refrigeradora por media hora.

• Desmoldar.

• Dejarlo orear por unos días dándole vuelta diariamente.

Jabón de manzanilla

Es muy bueno para lavarse la cara.

Materias primas:

Agua, 3 y 1/2 tazas
Flores de manzanilla, 70 gr
Jabón de glicerina
Bórax, 1/2 taza

Procedimiento:

• Hervir 3 tazas y 1/2 de agua y 70 gramos de flores de manzanilla previamente lavadas, a fuego lento y por 20 minutos.
• Quitar del fuego y dejar enfriar.
• Mientras se enfría, aplicar o rallar jabón suave de glicerina hasta llenar 2 tazas.
• Colar el agua de las flores que se habrá reducido a 3 tazas.
• Poner al fuego y agregar el jabón y 1/2 taza de bórax.
• Batir y que hierva por unos minutos.
• Quitar del fuego.
• Dejar que se enfríe, y tomará una consistencia gelatinosa.
• Ponerlo en moldes o hacer bolas con sus manos.
Se puede sustituir la manzanilla por:
• Hojas de limón para piel grasosa.
• Zanahorias para piel seca.
• Menta como astringente aromático.
• Lavanda para lavar la ropa interior.

La consistencia debe de ser la del jabón común; si queda líquido: dejarlo hervir más, o añadir más jabón (esto depende de las cantidades que se hagan).

Jabón de lanolina

Lubricante. bueno para piel seca.

Materias primas:

Jabón de castilla, 30 gr
Agua de perejil, 1 taza
Lanolina anhidra, 280 gr

Procedimiento:

• Derretir 30 gramos de jabón de castilla picado en una taza de agua de perejil.

• Al mismo tiempo, disolver 280 gramos de lanolina anhidra.

• Cuando los dos estén derretidos, agregar la lanolina lentamente al jabón, moviendo continuamente hasta que se mezclen.

• Prepararlos a su preferencia, en molde o a mano.

www.ingramcontent.com/pod-product-compliance
Lightning Source LLC
Chambersburg PA
CBHW051222250726
48655CB00006B/2552